EAUX MINÉRALES DE VITTEL (VOSGES)

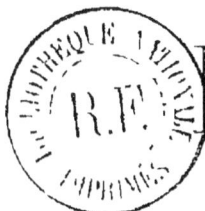

ÉTUDES

SUR

LA GRAVELLE ET LA GOUTTE

Résumé de mon Rapport à l'Académie
de Médecine

Par le Dr PATÉZON

MÉDECIN INSPECTEUR,
MEMBRE DE LA SOCIÉTÉ D'HYDROLOGIE,
MEMBRE CORRESPONDANT DE LA SOCIÉTÉ DE MÉDECINE DE PARIS
LAURÉAT DE L'ACADÉMIE DE MÉDECINE, ETC.

PARIS

ADRIEN DELAHAYE ET Cie,

23. PLACE DE L'ÉCOLE DE MÉDECINE, 23

1876

« *C'est icy un livre de bonne foy, lecteur.* »

Il n'est autre chose que le résultat de dix-huit années de pratique aux eaux minérales de Vittel, et le résumé de mon rapport à l'Académie de Médecine pour l'an 1874.

Dans ces quelques pages, je passe en revue les dernières années plus particulièrement, et j'y étudie les deux maladies que l'on rencontre le plus fréquemment aux eaux minérales alcalines, la *goutte* et la *gravelle*. Je ne parle que des choses que j'ai vues et maintes fois revues ; je ne donne comme certains que les résultats qui le sont absolument.

Il n'est question qu'en passant, des coliques hépatiques et des maladies du foie, parce que j'ai traité cette question tout spécialement dans un livre intitulé : *Des coliques hépatiques et de leur traitement par les eaux de Vittel.*

———

TABLEAU

NOMS DES GROUPES DE MALADIES.	GUÉRISONS.	AMÉLIORA-TIONS.	RÉSULTATS NULS.	AGGRAVA-TIONS.	TOTAL.
Maladies du système nerveux	»	3	7	2	12
»　　　des voies digestives.	29	215	72	8	324
»　　　des voies urinaires.	9	69	55	7	140
»　　　générales et de la circulation	3	12	8	1	24.
»　　　de la peau et de l'utérus.	»	7	3	»	10
»　　　goutteuses.	4	114	29	3	150
Gravelles diverses.	9	170	26	»	205
	54	590	200	21	
		865			865

Les résultats numériques ci-dessus se-rap-
prochent autant que possible de la réalité, puisqu'ils appartiennent à des années écoulées depuis assez de temps déjà pour que les résultats
consécutifs qui font varier si notablement les
totaux, y soient compris, ceux du moins qui
sont venus à ma connaissance.

La statistique des résultats immédiats est souvent fautive.

En effet, si tel malade porté à la colonne des améliorations peut avoir très-promptement rechûté une fois rentré chez lui, tel autre noté comme résultat nul sera arrivé peu à peu à la guérison. Une aggravation momentanée peut devenir le signal de la cessation de la maladie, comme il n'est pas rare de le constater dans les affections chroniques.

Quand ces résultats arrivent à ma connaissance, je corrige la statistique, sinon elle reste inexacte de quelques unités.

Toutefois, la totalisation des résultats immédiats établit suffisamment la caractéristique d'une eau minérale pour qu'on puisse en déduire de sérieuses conclusions thérapeutiques.

Il résulte du tableau récapitulatif précédent, que les divers groupes de maladies qu'il m'a été donné d'observer à Vittel pendant ces quelques dernières années, renferment des nombres très-variables, qui diffèrent entre eux de plusieurs centaines d'unités.

Ainsi, groupes des maladies :

De la peau et de l'utérus,	10
De la circulation et maladies générales,	24
Du système nerveux,	12
Des voies digestives,	324
Des voies urinaires,	140
Affections goutteuses,	150
Gravelles de diverses natures.	205

J'ai réuni sous la même rubrique des maladies

très-disparates pour ne pas multiplier outre me·
sure les divisions, et parce que je n'ai pas l'in-
tention d'en faire aujourd'hui une étude complète. J'élimine donc provisoirement les trois
premières catégories, me promettant d'y reve-
nir plus tard s'il y a lieu.

Mais en regard de ces maladies, dont la présence à Vittel est purement accidentelle, j'oppose
celles qui sont véritablement du ressort des
eaux alcalines et qui appartiennent aux voies
digestives, aux voies urinaires, aux affections
goutteuses et à la gravelle.

Parmi les affections des voies digestives, j'ai
compris des maladies autres que celles de l'estomac et des intestins ; ainsi l'hypertrophie
simple du foie, deux cas de kystes hépatiques
dont je dirai quelques mots. la lithiase biliaire,
la constipation, le diabète sucré et insipide, sont
compris dans la grande classe des maladies des
voies digestives, parce qu'elles appartiennent à
des organes qui concourent directement ou indirectement à la même fonction ; les cas de ce
genre sont nombreux ; c'est, avec les maladies
uriques la *caractéristique* des eaux minérales de
Vittel et celles où l'on obtient les résultats les
plus satisfaisants.

Les *coliques hépatiques*, dont le chiffre devient
de plus en plus considérable à Vittel ont fait, il
y a trois ans, l'objet d'un travail spécial dont
je prépare une nouvelle édition.

Kyste hydatique du foie. (Deux cas).

Le premier cas appartient à un homme de 55 ans, qui ne fut pas toujours suffisamment sobre. Depuis trois ans environ, la peau avait pris une coloration sub-ictérique, qui persista jusqu'à la fin avec de l'essoufflement. La figure est sillonnée, aux pommettes surtout, par un réseau vasculaire si fréquent chez les individus qui abusent des boissons. L'appétit se conserva bon jusqu'à il y a trois mois. A cette époque survint une congestion violente du foie et l'essoufflement devint plus gênant ; de l'ictère, de la fièvre, de l'hydropisie générale, de la tension dans la région hépatique avec perte de l'appétit, enfin tous les signes d'une inflammation, sinon totale, du moins partielle du foie, firent explosion.

Traitement : sangsues, purgations, bains, etc.

Les accidents aigus passés, on trouve comme reliquat de la maladie une tumeur qui occupe le lobe moyen. Toutefois, avant de s'arrêter à ce diagnostic, on crut d'abord avoir affaire à un kyste des parois abdominales, tant la tumeur était superficielle et paraissait suivre les mouvements des muscles de la paroi antérieure du ventre.

A son arrivée à Vittel, outre les signes propres à la tumeur hépatique, je constate une teinte jaunâtre, diffuse, un amaigrissement notable, de l'essoufflement, de l'hydropisie générale, des alternatives de constipation et de diarrhée, un grand anéantissement des forces, point d'appétit et une sensation de poids très-incommode dans l'abdomen, au point d'avoir nécessité une ceinture. Les urines d'une densité de 1017, acides, n'offrent que des signes négatifs. Tour du ventre au niveau de la tumeur, qui descend jusqu'à l'ombilic, 1 m. 05.

Une première saison faite dans le courant de juin 1874 donna des résultats inespérés.

L'appétit revient complètement, des digestions faciles et promptes succèdent à des digestions pénibles et ga-

zeuses ; les alternatives de diarrhée et de constipation
sont remplacées par des selles abondantes et franchement
bilieuses, le matin seulement, c'est-à-dire sous l'influence
de l'eau ; l'œdème des jambes se réduit à un peu d'empâtement autour des malléoles le soir, les urines sont
très-abondantes, l'essoufflement beaucoup moindre.

Le tour du ventre a diminué de dix centimètres, et la
tumeur a subi les transformations suivantes :

Avant la cure, elle était empâtée, diffuse, difficile à sé-
parer des parois du ventre, atteignant et même dépassant
l'ombilic et se perdant en haut dans les limites du foie
avec la matité duquel la sienne se continue.

Actuellement elle est très-nettement circonscrite ; il
s'en manque de deux doigts qu'elle n'atteigne le nom-
bril ; sur les côtés ses limites sont très-nettes ; on peut
déplacer les parois du ventre en les saisissant à pleine
main et les isoler complètement de la tumeur ; dès lors il
n'est plus douteux qu'on n'ait affaire à une tumeur hépatique. En même temps que le diagnostic local s'éclaircit,
la nature de la tumeur devient évidente.

En mettant à plat la main sur sa portion *saillante et
un peu à gauche*, le malade debout ou couché, on sent un
frémissement désagréable sous la pulpe des doigts ; il
n'est perceptible en aucun autre point de la tumeur. A
l'auscultation, on entend un bruit de sifflement continu
avec des redoublements isochrones aux battements du
tronc cœliaque ; ce sifflement est absolument comparable
au bruit produit par le vent à travers une porte mal fermée.

C'est un kyste hydatique classique occupant le lobe
moyen du foie. Je n'ai jamais entendu aussi bien que
dans ce cas le frémissement et le sifflement hydatiques

Tels sont les résultats d'une première cure faite au mois
de juin ; une seconde à la fin d'août les confirma davantage ; je pensais alors qu'une évacuation du kyste était
nécessaire, le malade se trouvant pour cela dans de bon-
nes conditions générales, on ajourna l'opération.

Mais au mois de janvier suivant (1875), notre malade, qui avait assez de forces pour s'occuper activement de ses affaires, se fatigua et se refroidit dâns un voyâge ; il revint à grand'peine chez lui ; des accidents aigus firent de nouveau explosion et il s'éteignit dans les angoïsses d'une hydropisie générale après plusieurs ponctions.

Ainsi, malgré la terminaison funeste de cette maladie, il y eut sous l'influence de l'eau de Vittel, un moment de répit très-satisfaisant au point de vue local et au point de vue général.

Le second cas a trait à un jeune homme de 26 ans, de petite taille, mais bien portant habituellement, qui pendant la guerre allemande commença à souffrir du côté droit, mais jamais d'une manière vive ; c'était plutôt de la gène, la sensation d'un poids que de la douleur. L'appétit est resté bon, les digestions satisfaisantes ; il n'y eut jamais ni vomissements, ni constipation, ni jaunisse et cependant dans l'abdomen il existe, entre les côtes et l'ombilic, mais un peu à droite, une tumeur du volume de la tête d'un enfant de trois ans, nettement circonscrite, sans bosselures, jouissant d'une assez grande mobilité et dont la matité se continue avec celle du foie. On n'y perçoit ni frémissements ni sifflements comme dans le cas précédent, toutefois il est peu probable qu'on ait affaire à autre chose qu'à un kyste du foie qui s'est développé lentement, sourdement, et qui n'a aucune tendance à diminuer de volume.

Tous les fonJants ont été employés sans succès ; une première saison à Vittel n'a modifié ni l'état général qui était bon, ni l'état local. Pendant l'hiver et au printemps suivants, il y eut plusieurs poussées congestives qui augmentèrent le volume de la tumeur, elle dépasse aujourd'hui l'ombilic, mais n'empiète pas davantage sur la poitrine.

Ces deux malades qui sont venus à Vittel, l'un dans le but de réveiller les fonctions digestives, le second dans l'espoir d'obtenir la résolution de sa tumeur, ne sont que des accidents dans ma pratique hydrominérale ; cependant je crois qu'il n'est pas sans utilité de les avoir mentionnés tant au point de vue du résultat satisfaisant obtenu dans le premier cas, que du résultat négatif dans le second.

La *polyurie* simple, le *diabète* sucré, l'*albuminurie*, ont peu de chose à attendre d'une cure à Vittel, et encore moins le *cancer* du pylore ou de l'estomac.

Toutefois, comme l'hydrothérapie joue un rôle notable dans le traitement de diverses maladies traitées à Vittel, cette pratique qui réussit si bien quand elle est appliquée à propos et conduite avec prudence, donne quelques résultats satisfaisants chez les albuminuriques à estomac défaillant, chez les diabétiques affaiblis.

Je fais des réserves de toute autre nature pour la *constipation*. Cette maladie, qui devient souvent une infirmité et qui revêt d'autres fois la gravité d'une inflammation viscérale, ne me paraît pas devoir être traitée par des moyens énergiques et prompts dans leurs effets ; il est besoin d'une modification lente dans le fonctionnement des organes, non-seulement de l'intestin, mais de l'estomac, du foie, de la peau. Il est aussi sage de s'adresser dans beaucoup de cas à l'hy-

giène qu'aux médicaments, et l'on ne doit es-
pérer guérir qu'à la condition de ramener
l'équilibre dans l'acte complet de la digestion.

Les maladies comprises sous le titre : *Maladies du système nerveux*, sont aussi des accidents
dans ma pratique de Vittel ; je les passe sous
silence.

Les affections des voies urinaires pouvant
occuper le canal, la vessie, les uretères, la prostate, les reins, me donnent un total de 140 cas ;
j'y reviendrai dans un autre travail. Je rappel-
lerai seulement en deux mots, que dans les cas
de calcul vésical soupçonné ou confirmé il sur-
vient, par le fait de l'usage de l'eau, des accidents aigus à peu près inévitables, comme hématurie, inflammation du col, ténesme, éprein-
tes, besoins fréquents d'uriner, purulence de
l'urine, fièvre, etc., etc. Un calcul qui serait
presque passé inaperçu, momentanément du
moins, révèle sa présence par des phénomènes
inflammatoires sous l'influence de modifications
subies, l'une par le calcul, l'autre par l'organe
qui le renferme.

Le calcul, dépouillé des parties lubréfiantes
qui en rendaient la surface lisse, polie, douce
au toucher et partant inoffensive relativement,
devient rugueux et d'un toucher aggressif ; les
mucosités ont été ramollies, dissoutes, entraî-
nées, les mamelons superficiels sont devenus
saillants, chacun d'eux est prêt à irriter les

surfaces de contact. D'un autre côté, l'organe, sollicité par une urine abondante et par des besoins multipliés d'expulsion, s'applique énergiquement sur une surface rugueuse et il finit par s'enflammer au contact d'un ennemi de plus en plus dangereux.

Si le calcul a pu être mis en doute jusque là, le malade ne tarde pas à être tiré de sa sécurité et le cathéter vient rendre la présence de la pierre évidente.

L'eau de Vittel est-elle utile dans les affections prostatiques ? La question est controversée. Elle doit être absolument résolue par la négative si la cure est conduite à grands renforts de verres d'eau.

Mais le résultat sera presque satisfaisant si l'eau n'est permise qu'avec une grande parcimonie : trois à quatre verres dans la matinée, pas davantage, par demi-verres, avec un intervalle de vingt-cinq minutes à une demi-heure.

Cette pratique est applicable, et de rigueur dans toutes les affections où la dysurie est le principal symptôme, qu'il s'agisse d'angusties uréthrales, de tuméfaction prostatique, de calcul, de cystite du col, d'atonie vésicale, de toute maladie, en un mot qui ne permet pas une miction facile ; car avant tout il faut se préoccuper de l'expulsion de l'eau. Si ce point, qui est capital, n'est pas prévu et si on n'y a pas pourvu d'avance, de grandes quantités d'eau

font courir au malade de grands dangers ; il
vaut mieux s'abstenir complètement d'eau minérale que de commencer un traitement dans
de telles conditions ; l'eau ne rendra véritable-
.ment quelques services qu'à la condition qu'on
n'aura rien à redouter des fonctions expultrices
de la vessie.

Parmi les maladies de la *circulation*, je range
l'anémie, la chlorose, l'affaiblissement général.
Comme dans ces divers cas, les fonctions digestives sont toujours languissantes, et que nos
eaux sont *amies* de l'estomac, léur emploi est
à peu près constamment efficace ; j'ajoute que
l'hydrothérapie me rend dans ces occasions des
services signalés.

Maladies *de la peau* et maladies *de l'utérus*.
C'est parce que je n'ai rien à en dire que je les
confonds sous la même rubrique, malgré leurs
dissemblances capitales.

AFFECTIONS GOUTTEUSES, GRAVELEUSES.
DIATHÈSE UNIQUE.

J'arrive aux affections goutteuses, goutteuses
rhumatismales, graveleuses, à la diathèse urique, et un mot : je m'occuperai plus spécialement de la gravelle rouge ou urique.

Pas n'est besoin d'en donner la description ;
la goutte et la gravelle ont leurs portraits dans
tous les livres de médecine ; il n'est pas un pra-
ticien qui ne les diagnostique couramment, du

moins dans leur forme classique ; il n'en est
plus précisément de même dans leurs variétés,
tot capita, tot sensus. Il est vrai que ce Protée
revêt les formes les plus diverses.

Rougeur, tuméfaction, douleur, chaleur au
gros orteil droit ou gauche, — *Accès de goutte.*

Maux de reins, mucosités ou sable rouge dans
les urines : *gravelle sablonneuse.* Coliques néphrétiques avec expulsion de graviers plus ou
moins volumineux, *gravelle calculeuse.*

Si je réunis la goutte et la gravelle dans un
même article comme deux manifestations d'une
même diathèse, avec un chiffre de 355 malades,
c'est que presque tous les goutteux ont la gravelle ; la réciproque n'est pas absolument vraie :
tous les graveleux n'ont pas la goutte, fort heureusement.

« J'ai la néphrétique et tu as la goutte, écrit
« Erasme à un de ses amis, nous avons épousé
« les deux sœurs. »

Cette opinion d'Erasme est partagée par tous
les pathologistes.

Dans mes notes, je trouve beaucoup de dia-
gnostics ainsi formulés : *Goutte et gravelle. Gravelle et accidents de nature goutteuse ;* mais dans
l'impossibilité de faire figurer un même malade
dans ces deux catégories à la fois, je l'ai compris dans celle qui paraissait le réclamer, soit
en raison de l'intensité plus grande de l'une
des deux manifestations pathologiques, soit par

ordre chronologique dans l'évolution des accidents. La goutte héréditaire fait généralement
explosion de bonne heure ; si c'est la plus pré-
coce, c'est aussi la plus grave.

Je fais une grande différence entre la goutte
des hommes et la goutte des femmes ; je reven-
dique la distinction de *goutte masculine* et de
goutte féminine que j'ai appliquée à chacune de
ces variétés depuis plusieurs années déjà ; j'y
reviendrai plus amplement dans un prochain
rapport. Cependant cette année même 1875,
j'ai rencontré chez une jeune femme de 37 ans,
parfaitement réglée, les caractères les plus francs
de la goutte masculine sans soupçon d'hérédité
et sous l'influence de causes complétement in-
connues. J'avoue que c'est le premier cas de ce
genre qu'il me soit donné d'observer.

Je ne dois pas négliger une centaine de cas,
qui réclament leur place dans cette étude. C'est
une partie du titre *voies digestives* et qui se rap-
porte plus spécialement à une classe d'affections
morbides tenant par des liens très-étroits à la
production des sels uriques, la *dyspepsie*.

Les différentes formes de dyspepsie stoma-
cale, intestinale, la gastralgie, en un mot la *dyspepsie*, c'est-à-dire *toute difficulté dans l'acte de
la digestion*, ne peuvent être séparées des maladies graveleuses et goutteuses.

Les remarques relatives à la coexistence de
la goutte et de la gravelle ne sont pas complè-

tement applicables à la dyspepsie et aux affections uriques. S'il y a peu de dyspeptiques qui ne soient graveleux, il y a par contre bon nombre de graveleux qui n'ont jamais eu à se plaindre de leur estomac ; il est au contraire de remarque commune que beaucoup de graveleux ont des aptitudes gastriques très-satisfaisantes ; toutefois, il ne sera jamais inutile de ne pas perdre de vue l'estomac dans les cas de ce genre.

Etant admis que la goutte et la gravelle ont de très-intimes relations originelles, on peut toujours se demander quelle est la cause prochaine de la goutte.

Je crois que dans l'état actuel de la science, l'on ne peut encore établir une théorie irréfutable des causes matérielles de cette maladie ; en raison des résultats souvent contradictoires fournis par différents physiologistes. Mon opinion se trouve confirmée par les leçons de M. le professeur Charcot (*Leçons sur les maladies chroniques*, 3ᵉ et 4ᵉ fascicules).

Toutefois, on peut admettre avec Garrod que dans la goutte active : 1° l'acide urique existe en excès dans le sang ; 2° que l'urate de soude se dépose dans les jointures ; 3° que les reins en excrètent à ce moment en moins grande quantité qu'en temps ordinaire.

Le fait de l'excès de l'acide urique étant démontré, reste encore à résoudre une autre question : Cet excès d'acide urique provient-il d'un

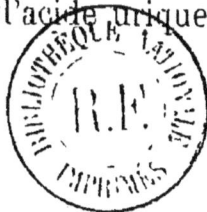

2

excès absolu ou d'un excès relatif ; autrement
dit : tout individu saturé d'acide urique est-il
dans cet état parce qu'il en fabrique trop, ou
parce que n'en fabricant qu'en quantité normale, ce produit n'est pas rejeté en temps utile
ou en quantité suffisante : excès de production
ou défaut d'élimination ?

Je crois que l'acide urique s'accumule surtout
parce qu'il n'est pas suffisamment éliminé.

En effet, l'acide urique est un produit de dé-
sassimilation incomplet et peu soluble, qu'il
vienne de tous les organes ou de quelques-uns
seulement, peu importe, il n'en doit pas moins
passer dans le sang pour arriver à ses émonc-
toires naturels, à moins qu'il ne soit sécrété directement par les reins, comme le pense Zaleski,
mais contrairement à l'opinion générale.

Les analyses du sang ont démontré que la
quantité d'acide urique en excès est toujours
fort minime : et si pendant un accès les reins
n'en éliminent de leur côté qu'une quantité au-
dessous de la moyenne, le surplus doit rester
emprisonné dans les tissus et s'y accumuler
jusqu'au moment où une crise l'élimine en
masse ; c'est ce qui arrive en effet dans l'accès
de goutte où au début, il y a diminution, mais
dans la convalescence augmentation d'acide
urique dans les urines ; c'est ce qui arrive aussi
dans les débâcles sablonneuses et dans la for-
mation des graviers.

Les causes directes de cette accumulation ne sont pas bien connues ; il est certain néanmoins que divers états pathologiques coïncident avec une surabondance de sels uriques dans l'économie.

Si donc, d'une part, les matériaux de la nutrition introduisent dans le sang des éléments réparateurs en quantité exagérée, si d'autre part, les produits plus ou moins oxydés et destinés à être éliminés ne le sont pas, nous nous trouvons en présence de deux causes concourant à l'augmentation de quantité de l'acide urique et de ses congénères ; excès de production et simultanément défaut d'élimination.

Mes tableaux statistiques démontrent que les manifestations uriques sont, de toutes les maladies envoyées à Vittel, les plus nombreuses. Ce que nous avons à dire sur la gravelle proprement dite s'applique à tous les cas où on la rencontre soit seule, soit combinée à d'autres maladies. Les eaux alcalines en général, celles des Vosges en particulier, ont une influence très-heureuse sur ces différents états diathésiques.

C'est cette proposition que nous allons examiner, en mettant la gravelle aux prises avec le traitement tel que je l'ai institué à Vittel au moyen de son eau minérale.

L'observation d'un malade atteint de gravelle urique et faisant une cure à la grande source, ne tarde pas à mettre en relief certaines modifications tant locales que générales à étudier :

1° Du côté des urines.

2° Du côté des grandes fonctions.

Personne n'ignore de quelles difficultés sont entourées les analyses organiques et surtout celles de l'urine normale ou pathologique. Tout le monde sait que les composés uriques entre autres, d'une recherche quantitative minutieuse ne se prêtent qu'incomplètement à des dosages exacts ; ce qui tient d'une part à l'incertitude des procédés d'analyse, d'autre part à la quantité minime du principe à déterminer, dont les variations de quelques centigrammes en plus ou en moins, très-importantes au point de vue pathologique sont d'une détermination difficile par l'analyse.

L'exposé de quelques cas bien càractérisés va nous servir de guide.

M. B...., officier supérieur d'artillerie, 46 ans, constitution forte.

Il y a deux ans, coliques hépatiques et néphrétiques en même temps. A la suite de l'accès, il reste de l'empâtement dans la région de la vésicule biliaire et de la tension abdominale. Indépendamment de ces phénomènes hépatiques, nous en trouvons d'autres plus particuliers à la gravelle.

La première crise néphrétique a eu pour résultat l'évacuation d'une quantité modérée de sable rouge impalpable, manifestement de nature urique, accompagné de peu de mucosités. M. B. n'a pas éprouvé pendant, ni immédiatement après sa crise, de besoins fréquents et impérieux d'uriner, ce n'est que depuis lors que ces besoins se sont manifestés jusqu'à trois à quatre fois pendant la nuit avec un sentiment de chatouillement le long du canal et au bout du gland ; en même temps il y a de la gêne, de l'embarras à la région lombaire se propageant sur le trajet des urétères pour aboutir au bas-ventre en suivant les régions inguinales des deux côtés.

L'urine sort facilement, il n'y a ni arrêt ni hésitation dans le jet. Il n'y a jamais eu d'hématurie.

Il n'y a pas de corps étranger dans la vessie ; les fonctions digestives ont toujours été très-satisfaisantes.

Tel est l'état de santé dans lequel M. B. arrive à Vittel. Deux indications étaient à remplir : du côté des reins, ou plutôt contre la diathèse urique, et du côté du foie.

Le lendemain de son arrivée, ses urines examinées au microscope, à un grossissement de 380 diamètres, font voir les particularités suivantes :

1º Cristaux d'acide urique sous forme de tables losangiques diversement colorées. Acide urique sous forme granuleuse. Cristaux d'oxalate de chaux de moyenne grosseur. Mucosités en petite quantité.

N.-B. — Je regrette vivement que des difficultés typographiques ne m'aient pas permis de donner les dessins représentant les objets vus au microscope.

2º Un nouvel examen fait au milieu de la cure montra des cristaux d'acide urique moins colorés que précédemment, mais de même volume et de même forme. Des vibrions nombreux, quoique l'urine fût fraîche. Des corpuscules muqueux, granulés, isolés, tubuleux, d'autres réunis en grappes. Des plaques d'épithélium en raquette provenant des calices, des bassinets ou des uretères, mais plus particulièrement des canalicules rénaux, en raison de la coexistence de tubes granuleux.

3° A la fin du traitement, au 24e jour. Tables losangiques d'acide urique de même nuance mais plus abondantes que précédemment. Corpuscules granuleux. Plaques d'épithélium pavimenteux farcies de très-petits cristaux d'acide urique incolore.

Les cristaux oxaliques manquent complètement. La quantité d'urée est la même qu'au début. Au milieu et à la fin de la cure, apparaît un élément qui manque au commencement, ce sont des tubes rénaux transparents et des granulations en forme de doigt de gant. Il n'y a plus d'oxalates.

Outre les modifications ci-dessus, notons comme résultat thérapeutique général : la diminution notable des besoins d'uriner puisque M. B. n'éprouve plus ce besoin qu'une seule fois la nuit au lieu de 3 à 4 fois.

La région lombaire est souple et indolore. Ce dernier résultat ne s'est produit que consécutivement à la cure hydro-minérale et trois mois après.

DEUXIÈME OBSERVATION.

M. H., négociant à Marseille, est atteint de goutte et de gravelle depuis trois ans. Ce malade a subi de formidables crises de coliques néphrétiques et plusieurs atteintes de goutte. Son état est surtout caractérisé par un embarras général de la région lombaire, par une grande susceptibilité de caractère, par des dérangements d'estomac fréquents et par un dépôt constant dans l'urine, tantôt de sable urique seulement, mais le plus souvent de sable et de mucosités.

Ajoutons à ces différents symptômes de nombreux accès de céphalalgie qui paraissent généralement déterminés par la chaleur solaire et la couleur blanche du sol.

Notre malade est habituellement constipé. A son arrivée, ses urines offrent, par le fait du voyage, un dépôt plus abondant que d'habitude, et le microscope y révèle une cristallisation très-curieuse

1° Début du traitement.

Les cristaux obtenus par leur précipitation au moyen
de l'acide nitrique dans une urine qui en laissait déjà dé-
poser spontanément, ne sont accompagnés ni de cristaux
oxaliques ni de tubes urinifères ni d'aucun autre produit sauf quelques mucosités. Ils sont énormes et affec-
tent une disposition étoilée des plus élégantes.

Les cristaux de ce malade sont les plus jolis spécimens
que j'aie jamais observés.

2° Au dixième jour, nous ne trouvons ni cristaux oxaliques, ni autres produits; seulement l'acide urique est
moins coloré; la forme cristalline se rapproche beaucoup
du type précédent.

3° A la fin de la cure, au bout de vingt-trois jours, les
cristaux oxaliques manquent totalement ; il n'y en a
jamais eu dans l'urine. La combinaison de quatre cristaux losangiques étalés régulièrement comme une étoile se
retrouve à cette période plus facilement et plus fréquemment qu'aux périodes précédentes. On dirait que les dessins qui représentent ce troisième examen des urines de
M. H. sont absolument de fantaisie.

A chacune de ces périodes a correspondu une analyse
ayant pour but de doser l'urée, je n'ai pas remarqué que
ce produit ait subi de notables variations.

Comme résultat thérapeutique général immédiat, je ne
remarque aucun changement apparent dans l'état du malade ; sauf du côté des fonctions de l'estomac qui sont
devenues meilleures ; la raideur lombaire a diminué. Mais
dans le courant de l'année qui a suivi la cure à Vittel,
M. B tout en expulsant assez souvent du sable rouge et
des mucosités n'a cependant pas eu de crises néphrétiques,
mais un seul accès de goutte assez bénin.

TROISIÈME OBSERVATION.

M. P. 53 ans, bonne constitution, excellent estomac.
Travaux sédentaires exagérés ayant été probablement la

cause de la gravelle. La prise de possession de la maladie s'est faite d'une manière brusque par de la lassitude dans les reins, de la courbature générale avec inappétence, malaise inexprimable, vomissements; enfin une vraie crise de coliques néphrétiques fit explosion. Elle parcourut ses phases habituelles dura plus de deux jours et ne se termina pas franchement.

Comme résultat. urines très-chargées, couleur rouge sang et mucosités en abondance.

Cette première crise qui ne s'était pas jugée complètement avait laissé la région lombaire raide et douloureuse; elle recommença huit jours après, puis encore quinze jours plus tard ; les urines restaient chargées et les reins endoloris. Enfin un mouvement plus décisif s'opéra et le fond du vase révéla une quantité très-notable de sable rouge qui avait pris sa route à travers les uretères avec accompagnement de beaucoup de mucosités.

La santé se rétablit progressivement, mais un phénomène fort gênant pour le malade persistait dans les profondeurs de l'abdomen ; c'était un point douloureux fixe quoique sourd siégeant au niveau de l'épine iliaque antérieure du côté gauche, s'exagérant par la pression qui du reste, ne faisait percevoir rien autre que la douleur susdite. Le point douloureux ne changeait pas de place malgré les différentes positions du malade. Sa profondeur et sa situation firent penser qu'il s'agissait soit d'un gravier arrêté dans l'uretère, soit d'un simple amas de sable englué dans des mucosités. Je m'arrêtai à cette hypothèse sachant d'abord par expérience que du sable seulement et en l'absence de gravier peut occasionner des coliques néphrétiques aussi douloureuses que lorsqu'il y a un gravier, et en second lieu en raison de l'absence de sang dans les urines

C'est dans ces conditions que M. P. vint commencer sa cure à Vittel.

Ses urine?, examinées au microscope offrirent l'aspect suivant :

1º Au début de la cure :

Cristaux losangiques d'acide urique assez coloré. Acide hippurique. Oxalate de chaux de moyenne grosseur.

2º Au milieu de la cure :

Cristaux d'acide urique brisés, moins colorés que précédemment. Quantité innombrable de très-petits cristaux d'oxalate de chaux.

3º Fin de la cure au vingt-cinquième jour :

Cristaux d'acide urique tous brisés, un peu plus colorés qu'au numéro 2. Gros cristaux d'oxalate de chaux. Tubes urinifères de formes variées.

Dans un autre échantillon d'urines examinées quatre jours après la cessation de la cure et pendant le repos, l'acide urique apparaissait en cristaux nombreux brisés et presque incolores et il n'y avait plus de cristaux oxaliques.

Comme résultat thérapeutique définitif, une grande limpidité des urines ; la disparition complète de la douleur profonde du flanc gauche. Grande liberté de la région lombaire ; aptitude remarquable à la marche et à la fatigue.

Effets consécutifs éloignés. Guérison complète pendant un an. Au bout de ce temps crise de néphrite sablonneuse ; expulsion de sable rouge. Réapparition de la douleur du flanc gauche qui ne persista que deux semaines.

Cette douleur profonde si tenace à la suite de la première crise et qui se reproduisit une seconde fois un an après et dans les mêmes circonstances, n'est pas un fait rare, je l'ai observé plusieurs fois. Une première fois chez un graveleux d'ancienne date dont les crises très-nombreuses avaient pour résultat l'expulsion de gros graviers uriques. Dans le trajet de Paris à Vittel, en 1869, il fut pris d'une crise d'une intensité modérée mais qui se prolongea 18 à 20 jours ; le gravier cheminait lentement, enfin arrivé dans les profondeurs du flanc droit, il s'arrêta net, les douleurs néphrétiques diminuèrent à peu près complètement, mais au point d'arrêt du gravier on déterminait par la pression une douleur assez vive qui dura cinq mois, tantôt plus, tantôt moins violente.

Enfin, le malade en question montant un jour en voiture manqua le marchepied, il retomba à terre assez lourdement sur ses pieds, fut pris quelques instants après de besoin d'uriner, rendit un gros gravier rond que je possède dans ma collection, et la douleur du flanc droit disparut sans retour.

Un second cas appartient à un jeune homme de 35 ans très-robuste et qui en était à son premier accès de coliques néphrétiques. Les accidents généraux furent assez graves et très-longs ; plusieurs graviers uriques descendirent dans les uretères mais s'arrêtèrent dans le flanc droit pendant une huitaine de jours ; enfin ils tombèrent dans la vessie et la douleur disparut.

Un troisième cas concerne un graveleux qui a déjà eu de nombreuses crises. Pendant la tempête, il sent très-distinctement les graviers descendre jusqu'à l'uretère et il les sent également s'arrêter dans le flanc gauche ; jusque là il n'éprouve pas de besoins d'uriner ; mais dès que cette douleur commence à se calmer, les besoins d'uriner se multiplient et les graviers sont expulsés.

Une première atteinte de néphrite sablonneuse peut se modifier si heureusement par le fait d'une seule cure d'eau minérale administrée en temps opportun que la maladie est arrêtée dans son développement et guérie.

QUATRIÈME OBSERVATION.

Un avocat âgé d'une cinquantaine d'années fut pris il y a une douzaine d'années de lombago, de malaise·général avec perte de l'appétit, ardeur en urinant, besoins fréquents d'uriner, urines briquetées. Après une durée d'une semaine et au moyen de boissons abondantes, on trouva quelques grains de sable rouge dans le vase ; les phénomènes s'amendèrent sensiblement, sauf le lombago et les besoins d'uriner qui persistèrent ainsi que la chaleur dans le canal.

D'après mes conseils, M. M. vint passer quinze jours à Vittel. Au bout de 5 à 6 jours, sous l'influence de l'eau en boisson, bains et douches lombaires, il y eut une vraie débâcle de sables et de mucosités avec anorexie, courbature, besoins incessants d'uriner, intertrigo des cuisses, etc.

Tout rentra dans l'ordre au bout de 3 à 4 jours et depuis lors aucun phénomène grave ne s'est reproduit ; il est vrai que chaque année M. M. vient à Vittel passer une semaine par précaution.

L'examen des résultats microscopiques au début, au milieu et à la fin de la cure nous révèlent des modifications portant :

1° Sur la forme et le volume,

2° Sur la coloration,

3° Sur l'abondance des produits uriques,

4° Sur l'apparition d'éléments nouveaux à une certaine période du traitement.

5° Comme effet général nous observons des changements dans les fonctions de l'estomac, des intestins, des reins, etc.,

6° Enfin, nous exposons le résultat final de la cure tant immédiat que consécutif.

FORME DES CRISTAUX D'ACIDE URIQUE.

La forme habituelle des cristaux d'acide urique est en tables rhomboïdales ou losangiques plus ou moins régulières. Cette forme se prête très-bien à l'examen microscopique et à la comparaison des cristaux entre eux ou avec d'autres cristaux ; ce n'est cependant pas l'unique forme qu'affecte ce produit, il n'y a pour s'en convaincre qu'à jeter les yeux sur les tables gravées des ouvrages qui traitent de la matière ; nous nous en tiendrons néanmoins à la forme élémentaire ci-dessus signalée.

Tantôt ces cristaux disposés artistiquement sous forme de dalhia par exemple, ont tous, pour former un groupe, une de leurs pointes qui vient s'unir concentriquement à beaucoup d'autres, tandis que les autres extrémités s'écartent en éventail.

D'autres fois il résulte de l'arrangement des

molécules une disposition étoilée très-élégante ;
d'autres fois c'est une roue, une rosace, ou enfin une forme bizarre, mais qui affecte toujours
une certaine régularité.

Au début, les formes sont généralement net-
tes, les angles vifs ; il est très-facile de trouver
des cristaux isolés ; dans le cas où les mucosités sont un peu abondantes, on agite le dépôt
de l'urine avec de l'eau distillée dans un petit
tube, on décante, on lave de nouveau et à plusieurs reprises si c'est nécessaire, puis on met
sur la lame de verre les poussières les plus té-
nues et encore humides. Quelques urines, même
assez foncées en couleur, n'abandonnent pas
très-vite leur acide urique ; pendant les cha-
leurs, il est utile de hâter la précipitation à
cause de la rapidité de la décomposition du liquide. Pour cela, on acidifie très-fortement l'u-
rine avec de l'acide chlorhydrique dans un
verre conique, comme un verre à champagne
d'ancienne forme ; on l'abandonne en le cou-
vrant d'une feuille de papier et dès le soir même, on a une multitude de grains de sable d'un
rouge foncé très-adhérents au verre ; une petite
partie se précipite, une autre surnage, on décante avec précaution, on lave à l'eau distillée
et le reste de l'opération, *ut suprà*.

Si l'on a à examiner une urine alcaline, il ne
faut pas recourir au lavage à l'eau distéille ; on
prend une goutte du dépôt avec une baguette

de verre dans la portion la plus épaisse du liquide et on la dépose sur le porte-objet.

Il est indispensable de recouvrir toutes ces préparations avec une lame mince de cristal.

J'ai dit qu'au début de la cure, la forme des cristaux est régulière ; que les bords des étoiles sont nets et bien accusés, que les formes cristallines ne sont pas embrouillées ; mais dans le cours de la cure et à la fin surtout, les cristaux subissent des modifications curieuses ; il y en a bien encore qui sont réguliers, mais ils sont beaucoup plus petits et plutôt losangiques qu'étoilés.

De plus, ils sont peu nombreux, leurs bords sont échancrés, écaillés, les cristallisations sont moins régulières ; on en trouve plus fréquemment sous forme grenue et confuse, presque tous les cristaux sont incomplets, on dirait qu'ils n'ont pas eu le temps de se former, qu'ils sont expulsés prématurément. J'ai quelques exemples de cristaux plus gros à la fin de la cure qu'au commencement, mais dans ce cas on n'en trouve pas un seul entier.

COLORATION.

La coloration subit une dégradation successive qui arrive à la fin de la cure à une complète translucidité. J'ai rencontré deux fois des cristaux amorphes d'un bleu magnifique dont je n'ai pas pu déterminer la nature ; je me sius assuré, en variant la position du porte-objet et du microscope, et même en changeant d'appartement, que la coloration en question n'était pas due à un effet de lumière déterminé par les objetsenvironnants.

ABONDANCE.

Une dimination progressive dans la quantité des cristaux ne peut être déterminée qu'approximativement ; c'est l'affaire de l'analyse chimique quand il s'agit de dosage.

APPARITION D'ÉLÉMENTS NOUVEAUX DANS L'URINE.

L'apparition de deux produits nouveaux attiré surtout l'attention dans le cours de la cure ; ce sont : des moules de tubes urinifères et des cristaux d'oxalate de chaux.

La présence des moules urinaires résultat de l'exfoliation en masse de la muqueuse des tubes de Bellini est un symptôme généralement grave quand on le rencontre dans les maladies anatomiques du rein, et notamment dans la maladie de Bright ; mais il n'en est pas de même ici ; je le considère comme insignifiant et dénotant seulement une suractivité de l'organe. Le grand nombre de fois que j'ai rencontré ce phénomène, sans autre signe pathologique m'a conduit à la certitude de sa grande bénignité dans les cas dont il s'agit.

La présence de l'oxalate de chaux au bout d'un certain temps de traitement, sa persistance plus ou moins prolongée, et finalement sa disparition en même temps que l'acide urique subit les modifications signalées ci-dessus, sont des phénomènes qui marchent parallèlement. Les cristaux d'oxalate de chaux sont quelquefois très-gros (1re *et* 3e *observations)* ; d'autres fois moins, mais très-nombreux *(3e observation)* ; mais plus ils sont abondants, moins les cristaux d'acide urique sont nombreux.

Quelle est la signification de l'apparition de cristaux oxaliques dans une urine qui n'en contenait pas auparavant ?

Remarquons que l'acide oxalique se rencontre non-seulement à l'état pour ainsi dire élémentaire sous forme de cristaux microscopiques mélangés à ceux de l'acide urique dans les urines des graveleux et des goutteux, mais que de plus il entre très-largement dansl a composition des calculs où l'acide urique prédomine.

Ici, nous avons en vue l'élimination passagère de l'acide oxalique dans les conditions que nous avons relatées plus haut, et non la permanence de ce corps dans les urines; permanence qui constituerait suivant Begbie et Golding Bird un véritable empoisonnement diathésique décoré du nom d'oxalurie. Disons toutefois que ces vues ne sont admises ni

par L. Gallois, ni par Smoles, ni par Neubaüer.
Ce dernier cependant ne rejette pas d'une
manière aussi complète que Gallois et Smoles
la possibilité et la réalité de la diathèse oxalique ; il l'admet même implicitement puisqu'il
en indique et recommande le traitement métho-
dique.

Je connais un cas assez bien défini d'oxalurie. Les auteurs qui paraissent avoir le mieux
étudié la question considèrent l'apparition passagère de cristaux oxaliques dans l'urine comme
un phénomène de régression, c'est-à-dire
comme indiquant un pas de plus vers la dé-
sassimilation normale.

Les composés oxaliques seraient un intermédiaire entre l'acide urique et l'urée. Ce
dernier corps est le terme ultime de l'oxydation et de la solubilité. Donc tout élément qui
chimiquement ne représenterait pas la formule atomique de l'urée n'aura pas une solubilité suffisante ; partant sera retrouvé dans
les urines à l'état solide, entre autres l'acide
urique qui représenterait un état d'oxydation
inférieur à l'urée et une solubilité très-faible.
En effet il lui faut pour se dissoudre 1800 fois son
poids d'eau à une température de 37 à 38° cen-
tigrades. C'est ce qui explique la précipitation de
l'acide urique dans les urines refroidies et sa dissolution à nouveau si on fait chauffer le liquide.
C'est ce qui explique aussi la surabondance des

3

dépôts uratiques dans les urines fébriles tant
à cause de l'exagération de leur production que
de la rareté du liquide dissolvant.

Les matières azotées introduites dans l'économie, sont destinées à pourvoir à la conser-
vation matérielle des tissus qui sont soumis à
la loi incessante de destruction et de restau-
ration de leurs éléments histologiques, et comme
résultat, un résidu qui doit être expulsé comme
inutile et qui devient nuisible quand il est rete-
nu. Ce résidu est expulsé en effet en solution
principalement dans l'urine et il s'appelle urée,
matières azotées extractives, matériaux salins ;
ou sous forme moins soluble qui est l'acide
urique ; mais pour arriver à l'état extrême
d'oxydation, c'est-à-dire à la forme soluble (urée,
créatine, créatinine), l'acide urique passe par
un état intermédiaire, l'acide oxalique ou son
analogue l'acide parabanique.

Telles sont les idées généralement admises.

Au sujet de cette théorie, G. Bird fait les remarques suivantes : les aliments introduisent
dans le sang et font retrouver dans l'urine des
composés oxaliques, mais l'alimentation n'est
pas leur unique origine dans l'économie.

En effet, si l'acide urique se transforme
facilement en acide oxalique sous l'influence
des agents oxydants, l'urée, par sa désoxy-
dation peut également donner naissance à l'a-

cide oxalique comme le démontre la formule
suivante :

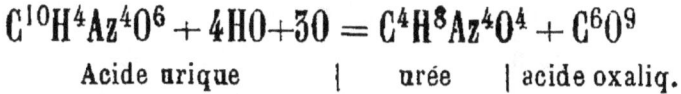

$$C^{10}H^4Az^4O^6 + 4HO + 3O = C^4H^8Az^4O^4 + C^6O^9$$

Acide urique | urée | acide oxaliq.

L'acide oxalique ne serait donc pas un produit ayant exclusivement pour origine l'acide
urique oxydé mais aussi l'urée désoxydée.

D'après d'autres expérimentateurs, se fon-
dant également sur l'analogie de composition
de l'urée, de l'acide urique et de l'acide oxalique, la production des oxalates serait directe
comme celle de l'urée, de l'acide urique et des
matières extractives que rejette l'urine. C'est
particulièrement l'opinion de Willis qui considère l'excrétion exagérée des produits ci-dessus
comme le fait d'un état morbide unique qu'il
appelle *azoturie* et qu'il met sur le compte de
la dyspepsie. La source des matières azotées
rejetées avec l'urine réside donc pour ce prati-
cien et pour Bird, dans une *action exagérée de
l'assimilation secondaire ou destructive*, c'est-
à-dire à *une métamorphose trop énergique des
tissus*, ou en termes plus simples : *l'expulsion
des éléments usés qui doivent faire place à la
nouvelle substance se fait trop rapidement.*
Cette théorie de Willis et Bird me paraissant
envisager les faits sous leur véritable point de
vue, doit, à mon avis, être acceptée préférable-
ment à toute autre.

MODIFICATIONS IMPRIMÉES AUX GRANDES FONCTIONS.

Les modifications d'ensemble et celles imprimées aux grandes fonctions par une cure d'eau de Vittel sont en général plus facilement appréciables que celles que nous venons de passer en revue.

EFFETS SUR LES VOIES DIGESTIVES.

Les premiers symptômes que l'on remarque ont lieu du côté des voies digestives par le réveil de l'appétit et corrélativement par des digestions plus faciles et plus complètes Tel individu qui mangeait à peine et qui ne digérait qu'à la condition de souffrir, ne tarde pas à ressentir les stimulations phyologiques de l'estomac et à les satisfaire souvent trop copieusement. J'ai observé fréquemment la disparition de la sensibilité épigastrique après huit à dix jours de l'usage de l'eau. Certaines tensions, très-appréciables au toucher à la région de la vésicule biliaire, le long du colon transverse, aux angles supérieurs droit et gauche du gros intestin, disparaissent ainsi que la sensibilité qui les accompagne. Les modifications favorables constatées dans ces régions sont d'autant plus promptes que les fonctions de l'intestin sont plus fréquentes ; mais quand il sagit simplement de l'estomac, il n'est pas aussi besoin de faire intervenir l'énergie intestinale.

Deux variétés principales de dyspepsie, la variété acide et la variété flatulente passent souvent sous mes yeux à Vittel à l'état simple, c'est-à-dire sans complication grave dans aucun organe ; je ne considère pas la constipation comme une complication, c'est dans ces cas l'état habituel ; la variété flatulente est plus promptement modifiée et plus sûrement guérie que l'autre.

L'amélioration d'un organe ou d'une· fonction n'est jamais isolée. Un malade atteint d'une dyspepsie de nature arthritique ou urique, sentira ses jointures reprendre de la souplesse et de l'énergie, verra ses urines charrier plus ou moins abondamment des sables rouges en même temps que les fonctions de nutrition reviendront elles-mêmes à des conditions meilleures ; d'autre part les maux de reins tendront à diminuer.

Il y aurait de l'exagération à dire que l'amélioration ne se produit qu'à la condition de selles abondantes et déplétives ; la dépuration physiologique se fait aussi par les reins et par la peau, mais elle est plus complète et plus rapide quand plusieurs organes y concourent à la fois.

Je n'ai jamais vu grande nécessité à exagérer les doses d'eau minérale ; je ne parle pas du début, ce serait absolument déraisonnable, mais pendant le cours du traitement. De plus, je fais également mes réserves pour certaines affections des voies urinaires qui ne comportent de hautes doses qu'au prix de grands dangers. (Rétrécissements, augmentation du volume de la prostate, inertie vésicale, etc).

Il ne faut pas débuter par plus de deux verres, souvent moins ; ne les faire boire que par demi-verres en les espaçant de 25 à 30 minutes. La tolérance s'établissant, on n'augmente que progressivement la dose matinale pour ne pas dépasser 8 à 10 verres de 300 grammes au grand maximum.

Les effets purgatifs et diurétiques se produisent avec plus ou moins d'activité, plus ou moins d'énergie suivant les tempéraments et les prédispositions individuelles. Tel buveur aura avec les premiers verres, une ou plusieurs selles qui augmenteront ou n'augmenteront pas avec le nombre de verres ; quand elles dépassent certaine mesure, il faut y mettre ordre et intervenir pour les modérer ; chez tel autre il faudra venir en aide à l'eau minérale avec un peu de magnésie.

La nature des selles, en temps ordinaire n'a rien de particulier ; la première est le résidu de la digestion, plus facile, mais non liquide ; les suivantes sont liquides, muqueuses, entraînant plus ou moins abondamment des produits intestinaux ou hépatiques. Cette fonction s'accomplit sans coliques et sans

fatigue ; et quand, une heure après le dernier verre vient l'heure du déjeuner, l'estomac et les intestins débarrassés des résidus
du dernier repas, décapés pour ainsi dire,
sont prêts à faire les frais d'une bonne digestion.

Les effets diurétiques ne se produisent ordi-
nairement qu'à partir du 3e verre ; pourtant, il
n'est pas rare de rencontrer des reins qui se
mettent à distiller même la première dose.

Il résulte d'expériences directes que la
quantité de liquide rendue n'équivaut pas à la
quantité absorbée ; le contraire a été écrit, mais
c'est par erreur.

L'eau froide à l'extérieur sous forme de douches m'a été d'un grand secours dans les cas
où des désordres gastriques persistants avaient
amené une langueur particulière dans la constitution avec un abaissement notable de l'énergie fonctionnelle générale ; c'est dans ces
circonstances que l'on rencontre ces dyspep-
sies avec distension gazeuse de l'estomac et
des intestins, constipation, empâtement du
colon, somnolence après le repas, sels uriques dans les urines, etc.

J'administre l'eau froide à l'extérieur de
deux manières ; ou bien, suivant les prin-
cipes de l'hydrothérapie : douche plus ou
moins énergique variant de quelques secondes
à une demi-minute : ou bien, après la douche

chaude, aspersion vigoureuse pendant quinze à vingt secondes au moyen d'un jet horizontal ou avec une forte pomme d'arrosoir de haut en bas.

Dans les deux cas, frictions rapides et promenade ensuite.

ACTION SUR LES VOIES URINAIRES.

Suivant les prédispositions individuelles, l'eau est expulsée avec plus ou moins de rapidité, et suivant les cas, avec plus ou moins de facilité. Je ne puis trop insister sur les dangers des hautes doses ; car, s'il est important de digérer l'eau, il est encore plus important de l'expulser ; j'ai l'habitude de ne permettre l'augmentation des doses, que quand je suis certain que la vessie ou le canal ne sont pas le siége d'obstacles plus ou moins sérieux. Ceci me remet en mémoire l'histoire d'un malade pour lequel je fus appelé *in extremis*. Son médecin l'envoyait à Vittel, il jugea à propos de s'arrêter à Contrexéville et ne crut pas pouvoir mieux faire que de se mettre sous la direction médicale d'un voisin de table, vieil habitué qui ingurgitait l'eau par tonne et la rendait impunément. Le malade en question but le premier jour quatre verres (dose déjà trop forte pour un début) ; cependant il urina à sa grande satisfaction ; la chose paraissait vouloir marcher de soi. Deu-

xième jour, huit verres ; grande difficulté pour
uriner et finalement rétention complète d'u-
rine ; il essaie de se sonder lui-même, il y
parvient à grand'peine une première fois ;
une demi-heure après, impossibilité complète
d'arriver dans la vessie. Un médecin est appelé, sonde le malade, trouve la vessie rem-
plie de caillots, de sang, la vide, et un peu
plus tard ne parvient plus à introduire la
sonde ; des accès de fièvre se déclarent et la
mort vient au bout de trois jours terminer dans
le coma cette scène affligeante.

Au fur et à mesure que la cure marche
et quand la dose de liquide absorbé se monte
à 7, 8, 9 verres, que les besoins d'uriner se
succèdent avec rapidité, on éprouve dans la
région des reins, mais surtout dans celle de
la vessie, une tension incommode qui s'étend
jusqu'aux cuisses. Le moment étant venu d'expulser le liquide, il se produit de l'hésitation
dans le jet, et il semble que la vessie ne se vide
pas assez vite ; on fait effort. Le liquide, jaune
d'abord, se dépouille de plus en plus et perd
progressivement de sa densité. Toutefois,
cette urine, quoique peu chargée, conserve la
propriété de devenir très-promptement ammo-
niacale.

Les produits normaux et anormaux que char-
rie l'urine à l'état physiologique et pathologique se modifient consécutivement au con-

tact de l'eau sur les surfaces qui les produisent.

Le mucus qui à l'état normal et après refroidissement se trouve dans l'urine sous forme d'un nuage léger qui flotte dans le liquide, devient chez les individus uriques, et en augmentant de quantité, la trame, la gangue des graviers. Une urine très-acide produit des phénomènes variables suivant les organes qu'elle traverse. L'augmentation de mucus est constante dans ces cas divers et de plus augmente ou diminue en raison de l'abondance plus ou moins grande des urates ou de l'acide urique. Tel malade rendra un liquide qui après refroidissement ressemblera à du frai de grenouille ou à une solution rougeâtre et caillebottée de savon, qui quelques jours plus tard n'évacuera plus que de l'eau claire. Ces cas doivent être considérés comme la limite qui sépare les simples urines *échauffées* des urines vraiment graveleuses. En effet, quelques atômes de plus d'acide urique, et ce produit, au lieu de rester suspendu dans le liquide se déposera sous forme de poussière rougeâtre, il n'y aura plus à douter de l'existence de la gravelle.

Les choses ne sont pas toujours aussi simples. Au mucus physiologique, c'est-à-dire peu abondant succède souvent un mucus morbide quelquefois accompagné de pus, C'est dans

les cas où quelque corps étranger, généralement un gravier, implanté dans quelque
région du rein ou de l'uretère, voire même
dans la vessie, occasionne par sa présence
de l'inflammation avec ses produits ordinai-
res.

Le sang peut avoir la même origine que
le pus ; il peut provenir, et c'est le cas le
plus habituel, de la substance rénale par trans-
sudation, des calices, des bassinets, des uretères, de la vessie, par lésion mécanique.
Indirectement, l'eau minérale supprime l'effet
en supprimant la cause.

Les concrétions pierreuses, les graviers en
un mot se comportent dans les reins comme
la gravelle sablonneuse. Sollicités par un courant
d'eau abondant, modifiés dans leur trame par
le médicament, creusés, érodés, diminués de
volume par la dissolution du mucus qui sert
de moyen d'union à leurs molécules, ils s'en-
gagent dans les uretères et arrivent à la vessie.
Mais s'ils n'en sont pas promptement expulsés.
ils grossissent de plus en plus et constituent
la pierre.

Dans les cas de purulence de l'urine, dans
les affections catarrhales des voies urinaires
avec urines alcalines, les produits muqueux et
purulents diminuent, puis disparaissent en
même temps que l'urine reprend peu à peu
son acidité.

ACTION SUR LES ORGANES GÉNITAUX.

Quelquefois, abaissement momentané de la vitalité génésique, d'autrefois, effets contraires. Chez les femmes, anticipation souvent considérable sur les dates régulières de la menstruation avec plus grande abondance du liquide.

EFFETS SUR LES ORGANES RESPIRATOIRES.

Rien de particulier à noter.

SUR L'APPAREIL CUTANÉ.

J'ai déjà eu à me louer de l'influence de l'eau sur certaines manifestations cutanées de nature arthritique ; je poursuis cette étude qui fera quelques jours le sujet d'un travail spécial.

6ᵉ RÉSUMÉ.

1° Les maladies les plus nombreuses que j'ai observées à Vittel sont sous la dépendance de la diathèse urique.

2° Sous l'influence du traitement par ses eaux minérales, les produits azotés peu solubles (acide urique), paraissent subir une oxygénation plus complète, partant, une plus grande solubilité.

3° Les oxalates, qui sont le résultat d'une sécrétion maladive, disparaissent des urines en même temps que l'acide urique.

4° C'est toujours par l'estomac que se manifestent les premiers signes de l'amélioration ; l'action du médicament se fait également sentir sur les organes de l'abdomen, sur le foie, sur le système des voies génito urinaires.

5° Le traitement par les eaux de Vittel a donc pour effet d'une part, d'augmenter ou de régulariser l'énergie des fonctions générales ; d'autre part d'imprimer à des fonctions de choix (digestives, urinaires, hépatiques) une suractivité expulsive remarquable tournant au profit des individus malades de la goutte, de la gravelle, du foie, des intestins, de l'estomac. .

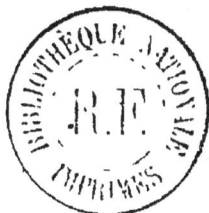

LANGRES. — IMPRIMERIE A. VALLOT ET Cie.

www.ingramcontent.com/pod-product-compliance
Lightning Source LLC
Chambersburg PA
CBHW071415200326
41520CB00014B/3452